AF311303

# DES RAPPORTS

## QUI EXISTENT ENTRE LES

# TROUBLES FONCTIONNELS
# DE L'OEIL

## ET LES

# LÉSIONS RÉVÉLÉES PAR L'OPHTHALMOSCOPE

PAR

**E.-A.-B.-M. Joseph SIMONIN,**

DOCTEUR EN MÉDECINE

Licencié ès-sciences physiques.

Ancien aide-major au 57e régiment provisoire (Belfort 1870-71).

PARIS

A. DERENNE, RUE SAINT-SÉVERIN, 25

1874

# DES RAPPORTS

*Qui existent entre les*

## TROUBLES FONCTIONNELS DE L'ŒIL

### ET LES LÉSIONS RÉVÉLÉES PAR L'OPHTHALMOSCOPE

---

## INTRODUCTION.

L'apparition de l'ophthalmoscope avait fait disparaître de l'oculistique une fâcheuse confusion qui consistait à réunir, sous les noms d'*amauroses* et d'*amblyopies,* une foule d'états et d'affections parfaitement isolés et décrits aujourd'hui. Cependant, toutes les amauroses et les amblyopies n'ont pas été réduites en *chroroïdites, rétinites, hémorrhagies intra-oculaires,* etc.; il en existe un certain nombre dont on doit faire une classe à part, en leur conservant leur nom primitif, nom vague comme la connaissance que nous avons de ces affections. Ce sont celles où l'ophthalmoscope ne nous montre aucune lésion matérielle appréciable. Le traité de pathologie externe de Follin et Duplay les définit ainsi : « Une affection caractérisée par un affaissement ou une abolition complète de la vue, en dehors de toute lésion appréciable à l'ophthalmoscope et de toute anomalie de la réfraction. »

Depuis longtemps déjà l'attention des ophthalmologistes avait été attirée sur ce point. Von Trigt écrivait en 1855 : « On ne saurait nier que jusqu'à présent la cécité s'est déclarée dans bien des cas, sans qu'on pût reconnaître la nature et même le siége de l'altération morbide qui était en cause. Dans nombre de cas des maladies des yeux que nous avons observés, par les moyens usités jusqu'à présent, nous n'avons pu, malgré toute l'attention donnée aux commémoratifs, établir d'autre diagnostic que celui de l'amblyopie et de l'amaurose. Aussi, à peine en savions-nous plus à cet égard que le malade lui-même. » Ils furent donc contraints de revenir sur l'étude des *troubles fonctionnels* dont ils avaient pu se croire dispensés par l'intervention de l'ophthalmoscope. De l'adaptation de ces deux *procédés* à l'étude des maladies des yeux, il résulta que dans l'immense majorité des cas, on obtint une connaissance très-suffisante de la nature, des causes, du diagnostic et même du pronostic de ces affections.

Mais, il est un certain nombre de circonstances où on observe une divergence plus ou moins complète entre ces deux bases de diagnostic. La plupart des oculistes ont signalé de ces cas exceptionnels ; et moi-même enfin, dans les différentes cliniques d'ophthalmologie que j'ai fréquentées pendant mes études, j'ai été souvent frappé de ces particularités remarquables. M. le professeur-agrégé Fano ayant écrit dans son journal d'oculistique un article dont le titre était celui de cette thèse, fixa mon attention sur ce point. Je lui demandai l'autorisation de lui emprunter ce titre ; ce qu'il s'empressa de m'accorder. Je lui fais donc ici mes sincères remerciements, tant pour cette faveur que pour la bienveillance qu'il m'a toujours témoignée depuis plus d'un an que je suis assidûment ses cliniques.

Je ne dois pas dissimuler qu'en avançant dans l'étude de ce sujet, je découvris qu'il embrassait un terrain trop vaste, celui de l'ophthalmoscopie entière et de toutes les lésions qui sont de son domaine. Aussi, je résolus de restreindre mon travail en ne traitant que le côté de la question resté inexploré jusqu'à présent. En effet, deux ordres de faits sont en présence : 1° Les anomalies consistant dans une abolition plus ou moins complète de la fonction visuelle, sans lésion matérielle appréciable ; 2° Les anomalies inverses, consistant dans une persistance plus ou moins complète de la fonction, malgré la présence de lésions matérielles considérables. C'est à ce dernier point que je me bornerai, me réservant toutefois d'examiner pour chaque affection, la question générale de concordance des lésions et des troubles fonctionnels. Mon travail pourra ainsi mériter de porter le titre que je lui ai donné.

## DIVISION DU SUJET.

Le plan qui me paraît le plus naturel pour mon sujet, consiste à passer en revue, dans l'ordre classique, les affections dont le diagnostic exige l'emploi de l'ophthalmoscope. A cet effet, je diviserai mon sujet en deux chapitres. Le premier contiendra les affections de la choroïde ; le second celles de la rétine et du nerf optique, inséparables dans la description.

Je commencerai par donner quelques mots d'explication sur le tableau que j'ai dressé à la fin de mon travail.

### CONSIDÉRATIONS STATISTIQUES

Nous avons dressé à la fin de cette thèse un tableau de 68 malades choisis parmi les 3937 consignés sur le dernier registre de la clinique de M. Fano. Ce sont ceux chez lesquels les lésions matérielles du fond de l'œil, c'est-à-dire de la choroïde, de la rétine, et du nerf optique sont beaucoup plus marqués que ne semblerait l'indiquer *l'acuité visuelle* mesurée par le numéro de l'échelle de Jæger que le malade peut lire.

Dans ce tableau, je me suis contenté d'indiquer pour chaque malade, l'âge, la profession, le degré de l'acuité visuelle, le nom et le degré de l'affection dont il est atteint.

C'est dans ce tableau que je prendrai mes points de repère pour juger de la fréquence des anomalies dont je m'occupe, en m'aidant, bien entendu, des observations des ophthalmologistes qui ont écrit sur ce sujet.

En comparant les deux nombres cités plus haut 3937, et 68 on obtient une première fraction 1,8 0/0 qui n'a pas grande valeur, puisque sur ce nombre de 3937 malades il y a des affections oculaires de toute nature. C'est par cela que nous avons compté sur le registre de M. Fano le nombre des affections bornées à la choroïde, à la rétine et au nerf optique atteints ensemble ou isolément. Nous avons trouvé 801 de ces affections dont le détail sera donné dans le cours de notre travail. En rapprochant de ce nombre 801 celui des 68 malades sur lesquels portent nos observations, nous trouvons la proportion 8, 4 0/0 pour indiquer le degré de fréquence des anomalies que nous signalons.

D'un autre côté, sur nos 801 malades nous en avons trouvé 63 qui étaient atteints d'amblyopies sans lésions, soit 7, 8 0/0. La proportion totale des cas où on observe une discordance soit en plus, soit en moins, entre les troubles fonctionnels et les lésions observées à l'ophthalmoscope est donc 8,4+7,8, soit 16,2 0/0. Ce nombre, répétons-le, se rapporte aux seules affections des membranes profondes de l'œil.

# CHAPITRE PREMIER

### DES AFFECTIONS DE LA CHOROIDE

La choroïde est celle des membranes du fond de l'œil dont l'exploration offre le plus de facilité, celle dont on peut le mieux constater les altérations. Au contraire de la rétine, qui échappe presque complètement à l'examen, à cause de sa transparence, la membrane vasculaire montre les moindres modifications de sa structure. On pourrait croire que, son rôle étant beaucoup moins essentiel à l'acte de la vision que celui de la rétine, elle puisse éprouver des atteintes relativement graves, sans influencer la fonction d'une manière notable. Cette proposition se vérifie fréquemment ; mais si l'on tient compte, d'un autre côté, des rapports anatomiques intimes unissant entre elles les deux membranes, ou comprendra qu'il en doive être autrement dans bien des circonstances. L'énorme vascularisation de la choroïde entraîne après elle, sous la moindre influence inflammatoire, une compression considérable du tissu éminemment impressionnable de la rétine. De plus ces inflammations ont une tendance funeste à la récidive.

Dans tous les cas où, au contraire, l alésion choroïdienne

reste bornée à la membrane vasculaire, sans excercer
sur sa voisine une pression notable, la vision peut continuer
à s'exercer dans des conditions presque normales : « Il y
aurait erreur à croire, dit M. Deval (1), que la vision subit
toujours des troubles graves dans les différentes formes de
choroïdites. Elle peut rester bonne, tant que la rétine est
saine et que surtout, la région de la macula n'est pas
compromise. J'ai observé des malades atteints de chroroïdite
atrophique qui lisaient couramment les plus petits caractères. »

On peut d'ailleurs se faire une idée numérique du degré
de bénignité des affections de la choroïde en s'appuyant sur
le tableau terminal. Si nous comparons, pour chaque maladie choroïdienne, le nombre de celles où il y a persistance
de la vision dans de très-bonnes limites, avec le nombre
total des cas comptés sur le registre de M. Fano, nous
trouvons :

| | | |
|---|---|---|
| Congestion rétino-choroïdienne. . . | 1 sur | 8 cas |
| Choroïdite exsudative. . . . . . . | 0 — | 4 — |
| Choroïdite atrophique (siége variable). | 15 — | 52 — |
| Scléro-choroïdite postérieure. . . . | 21 — | 56 — |
| Retino-choroïdite atrophique. . . . | 0 — | 1 — |
| Total. . . . | 37 sur 121 cas. | |

Soit une proportion de 30,5 0/0, bien supérieure à
celle de 10,6 0/0 obtenue pour les maladies de la rétine
et du nerf optique.

---

1. *Traité des Maladies des Yeux.*

Article premier. — *Choroïdite congestive.*

L'hypérémie de la choroïde est d'un diagnostic trop peu sûr pour que nous puissions en tirer aucun argument en faveur de notre thèse. L'examen ophthalmoscopique doit ici être considéré à peu près comme sans valeur et céder la place aux considérations symptomatiques. En effet, l'injection sanguine qui fait la base de cette affection et qu'il est si facile de distinguer dans tous les tissus de l'organisme, se trouve ici masquée par la couche chorio-pigmentaire que doivent traverser les rayons lumineux, avant d'arriver à la chorio-vasculaire. L'aspect de la choroïde congestionnée doit donc dépendre, avant tout, du degré de pigmentation du sujet en observation. S'il s'agit d'un individu blond, à peau blanche, ou bien s'il y a eu résorption d'une partie du pigment, comme cela peut arriver dans les périodes avancées de la maladie, la choroïde se montrera comme une membrane d'un rouge vif, parcourue par des vaisseaux nombreux, larges, sinueux, gorgés de sang. Chez les bruns, au contraire, elle sera d'une couleur rouge foncé due au pigment et masquant complètement l'hypérémie sous-jacente. Dans certaines circonstances, cet excès de pigmentation siège uniquement dans la couche épithéliale de la choroïde qui avoisine la macula lutea. On a quelquefois alors diagnostiqué des hypérémies locales et même des hémorrhagies choroïdiennes.

Devant une incertitude aussi notoire des résultats de l'exploration directe, le praticien devra donc s'en tenir uniquement aux symptômes fonctionnels : tension légèrement douloureuse du globe oculaire, cercle périkératique (cercle arthritique de Beer), obscurcissement passager de la vue, photophobie légère, fatigue rapide amenée par l'application des yeux, quelquefois mouches volantes, etc.

On ne s'étonnera pas, d'après ces considérations, que le diagnostic de congestion choroïdienne n'ait été porté que 8 fois sur 801 cas d'affections justiciables de l'ophthalmoscope. Encore, sur ce petit nombre, il se trouve que 7 fois on a diagnostiqué de la congestion rétino-choroïdienne, c'est-à-dire une hypérémie générale du fond de l'œil, hypérémie entraînant à sa suite la perte presque complète de la vision, comme le constate le registre de M. Fano. Le huitième cas, dont nous allons donner l'observation, montre que la congestion, bornée à la choroïde, est parfaitement compatible avec un état satisfaisant de la vision.

### Observation I.

Mme Boul..., 28 ans, brune, petite taille, fleuriste, vient consulter pour ses yeux le 31 octobre 1873. Elle dit que depuis 3 mois, elle a remarqué un trouble dans sa vue, trouble se montrant surtout lorsque la journée est avancée. Pour peu qu'elle s'applique à un ouvrage fin, sa vue se brouille et elle voit tantôt des cercles lumineux, tantôt des points noirs qui voltigent devant ses yeux. Mme Boul... se porte d'ailleurs actuellement bien sous tous les rapports; elle n'a jamais fait de grosses maladies ; sa menstruation est en bon état. Elle n'est pas sujette aux migraines; cependant depuis que ses yeux sont affectés, elle éprouve, autour de l'orbite droit, de légères douleurs ou plutôt une sensation de tension pénible.

De l'*œil droit* elle lit le n° 6 et de l'*œil gauche* le n° 1 de l'échelle de Jæger.

Le *champ visuel* est entièrement conservé.

A l'*ophthalmoscope*, le fond de l'œil se montre comme une surface d'un rouge foncé presque brun, uniforme, sans hémorrhagie ni accumulation de pigment ; la papille, d'un blanc rosé, présente un aspect tout-à-fait normal. Les vaisseaux sont peut-être un peu plus gros et plus sinueux qu'à l'état physiologique. L'examen le plus attentif ne permet pas de reconnaître la plus légère différence entre l'œil droit et l'œil gauche, en faveur de ce dernier.

On diagnostique une légère congestion choroïdienne du côté droit ; mais le diagnostic est plutôt fondé sur la considération des troubles fonctionnels que sur l'examen ophthalmoscopique. D'ailleurs le résultat du traitement est venu le confirmer. En effet, à l'aide de quelques sangsues placées derrière l'oreille droite et de sinapismes appliqués tous les soirs entre les deux épaules, on obtient une amélioration telle que le 5 novembre la malade peut lire de l'œil droit le n° 3 de Jæger.

A partir de ce moment la malade prend chaque soir un léger laxatif composé de 0,15 centigr. de poudre de rhubarbe et autant de poudre d'aloès.

Le 3 décembre, l'*œil droit* commence à déchiffrer le n° 1 de Jæger. Cependant, les symptômes fonctionnels n'ont pas complètement cessé. Même traitement, et de plus frictions de baume opodeldoch le long de la colonne vertébrale.

Le 19 décembre, M^me Boul... est presque complètement guérie. Je ne l'ai pas revue depuis.

ARTICLE DEUXIÈME. — *Choroïdite exsudative.*

Nous ne nous occuperons ici que de la choroïdite qui reste localisée dans le segment postérieur de l'œil sous forme de *dépôts plastiques isolés*, c'est-à-dire de la *cho-*

*roïdite disséminée*. Dans les cas d'irido-choroïdite, et dans ceux où le corps vitré participe aux désordres nutritifs de la choroïde, en raison de l'intensité de ces derniers, l'emploi de l'ophthalmoscope n'est pas possible ou ne l'est que dans les premiers jours de la maladie.

La choroïdite disséminée, qu'elle soit simple ou de nature *syphilitique*, ou enfin qu'elle appartienne à la variété décrite par Fœrster, sous le nom de *choroïdite aréolaire*, consiste essentiellement en exsudats plastiques, qui se sont déposés dans l'épaisseur de la choroïde, ou, ce qui est plus fréquent, à la surface interne de cette membrane.

Assurément, il n'est pas indifférent, au point de vue qui nous occupe, de déterminer le siège exact de ces exsudations dans l'épaisseur de la choroïde, car de ce siège doit certainement dépendre le degré de compression exercée sur la membrane sentante de l'œil. Cependant, cette question perdra beaucoup de son importance, si on remarque que l'exsudation reste bien peu de temps bornée à une portion de l'épaisseur de la choroïde et qu'elle finit bien vîte par venir exercer une compression directe sur la rétine. En effet, si la choroïdite exsudative, qui débute généralement par des hypérémies localisées, a pu présenter dès l'abord peu de malignité quant aux troubles fonctionnels, elle ne tarde pas à se manifester par des symptômes bien tranchés. On peut dire que c'est la forme d'inflammation de la choroïde qui épargne le moins la fonction visuelle. Si, plus tard, elle fait place, comme cela arrive fréquemment, à de la choroïdite atrophique, celle-ci ne se montre pas avec sa bénignité ordinaire, car les parties comprimées de la rétine ont été assez fortement lésées pour être devenues complètement insensibles. De plus, la multiplicité des exsudats, se traduisant dans le champ visuel par autant de *scotomes fixes*, dont le nombre augmente sans cesse, donne la sensation d'un nuage de plus en plus épais; heureux quand la vision centrale échappe complètement au désastre. Enfin, ajoutons, pour terminer le tableau déjà si sombre du pronostic de cette affection, que, bien que les lésions restent limitées, la vision finit bien souvent par s'éteindre complètement, à cause de la suppression de la conductibilité nerveuse. Celle-ci résiste bien rarement à la compression croissante des éléments de la rétine.

Je ne puis donc partager, à l'égard de la choroïdite exsudative, les illusions de M. Iwanoff, qui s'exprime ainsi, en parlant de cette affection : « Taches grandes, bordées de noir, de différentes grandeurs, éparpillées sur une large surface ; marche lente et insidieuse, altération visuelle, relativement peu prononcée, tels sont les symptômes qui appartiennent à cette affection (1). » Cette opinion me paraît d'autant plus hasardée, que M. Iwanoff, faisant plus loin une division des différentes formes de choroïdite disséminée, en reconnaît quatre, dont deux, d'après lui, seraient localisées autant dans les couches externes de la rétine que dans les couches internes de la choroïde. Or, il admet que, dans ces deux formes, (la troisième et la quatrième),

----

1. *Annales d'ocul.* T. 63. p. 280.

il y a destruction des *éléments percepteurs* de la rétine. Comment cette destruction peut-elle coexister avec la conservation de la faculté visuelle?

M. de Wecker est d'avis, au contraire, que les troubles visuels sont beaucoup plus accusés dans la choroïdite disséminée, même à son début, que dans les différentes formes de choroïdite atrophique. Il dit que *l'on est étonné lorsqu'à ce moment on examine l'œil à l'ophthalmoscope de n'apercevoir que de petits exsudats assez rares.*

Des quatre malades atteints de choroïdite disséminée que nous avons seulement trouvé inscrits sur le registre de M. Fano, pas un seul ne présentait une acuité visuelle un peu notable. De plus, il est probable que bon nombre des cas d'atrophie choroïdienne que nous avons comptés (52 cas) ne sont que des choroïdes exsudatives suivies de la regression des produits plastiques. D'après ce que nous venons de dire, ces cas seraient presque tous accompagnés d'une indication de vision mauvaise.

L'observation que nous rapportons ici n'est pas destinée à infirmer ce que nous venons de dire ; mais nous la donnons parce qu'elle est remarquable à plus d'un point de vue et surtout par ce fait que la vision périphérique peut quelquefois suppléer la vision centrale perdue, et cela dans d'assez bonnes conditions.

### Observation II

Charles Sim... âgé de 13 ans se présente le 27 septembre 1873 à la clinique de M. Fano. L'*œil gauche* est perdu depuis 4 ans à la suite

d'une *irido-choroïdite* déterminée par la pénétration d'une paillette
de fer. L'œil droit est malade depuis un an. Il a semblé d'abord au
malade qu'il voyait un nuage enveloppant tous les objets; puis il a eu
des sensations d'objets lumineux, de couronnes de feu; enfin, dans *l'état*
*actuel*, le malade dit que chaque fois qu'il veut fixer un objet, une
ombre épaisse s'interpose entre son œil et cet objet. Cet œil distingue
encore les objets usuels et peut même lire l'heure à une montre; mais
quand le malade veut s'en servir, il dirige l'axe optique au-dessous de
l'objet. De cette façon, l'image va se former sur un point de la rétine
situé au-dessous de la macula.

A *l'ophthalmoscope*, on voit (image renversée) une tache blanche en
forme de *croissant* qui embrasse toute la demi-circonférence inférieure
et un peu interne de la papille. Cette tache est un *exudat* qui se reconnaît à ses contours mal limités, à sa coloration d'un *gris plombé*
et à ce que les *vaisseaux de la rétine sont visibles au-devant de lui.*
Il est entouré d'une *bordure noire de pigment.* Sa distance à la
papille est d'environ une fois et demie à deux fois le diamètre de celle-
ci et sa largeur est à peu près égale à ce diamètre. La papille est
très-blanche et offre une *excavation centrale* très-marquée. Les vaisseaux offrent aussi une disposition remarquable : un seul très-mince
monte vers la partie supérieure de la rétine, tandis que trois ou quatre
gros troncs se rendent vers l'exudat et passent au-devant de lui.

Le malade a été soumis au traitement à l'iodure de potassium
(0,25 centigr. par jour), qui a amené une légère diminution de l'exsudation. Examiné à différentes reprises depuis cette époque, il parvient
à lire les derniers numéros de l'échelle de Jæger. Seulement il continue
toujours à se servir des portions périphériques de la rétine, ce qui indique que la sensibilité n'est pas revenue à la portion de la rétine
soulevée par l'exudat et peut-être détruite. Mais, d'un autre côté,
l'augmentation de l'acuité visuelle chez notre malade fait voir, comme
l'ont déjà remarqué beaucoup d'ophthalmologistes que la vision périphérique est susceptible de se développer d'une façon considérable. On

pourrait espérer ici de la voir progresser encore longtemps si l'*atrophie papillaire*, déjà si avancée, que montre l'ophthalmoscope, ne venait détruire toute illusion pour l'avenir.

ART. III — *Choroïdite atrophique.*

La choroïdite atrophique, au point de vue des troubles fonctionnels, se montre avec des caractères variables suivant le processus qu'elle adopte dans son évolution et la période à laquelle elle est parvenue. Comme nous l'avons déjà dit, elle peut n'être que la suite de la choroïdite exsudative dont les dépôts coagulables se sont résorbés peu à peu. Dans ce cas, elle présente, à l'égard de la fonction, tous les inconvénients de la maladie primitive. Nous n'ignorons pas que des ophthalmologistes très-considérables, entre autres Mackensie et Liebreich, attribuent à toute choroïdite atrophique une origine inflammatoire et exsudative ; mais la bénignité même de l'affection vis-à-vis de la vision, ne nous permet pas d'adopter cette opinion.

Dans d'autres cas, au contraire, tout processus inflammatoire ayant fait défaut, il n'y a pas eu lésion de voisinage de la rétine et la fonction n'en éprouve que peu de dommages. Si l'atrophie siège *sous la macula*, il y aura presque toujours une diminution de l'acuité visuelle due probablement à des troubles de nutrition de la rétine, amenés par la même cause que ceux de la choroïde. Mais le symptôme principal sera représenté par la *myopie* due à l'allongement du diamètre antéro-postérieur de l'œil. Nous devons reconnaître cependant que cette myopie n'est sou-

vent qu'apparente et que très-souvent elle est produite par
la simple diminution de la sensibilité de la rétine. M. Fano
fait souvent remarquer ce fait dans sa clinique et son
registre que nous avons tant de fois compulsé, nous a fait
voir que, dans au moins le tiers des cas d'atrophie choroïdienne, les malades présentaient, avec cette lésion, de la
myopie plus ou moins accentuée.

Nous ne savons pas dans quelle mesure la vision doit
être influencée par les modifications dans la distribution du
pigment choroïdien, qui accompagnent cette maladie ; mais
nous ne doutons pas que cette cause intervienne en chan-
geant les conditions de l'appareil optique de l'œil.

Quoiqu'il en soit la vision est très compatible avec la
présence de plaques atrophiques même considérables, même
siégeant sous la macula. « On connaît des cas, dit
Follin(1), où la tache blanche seule (la tache atrophique),
était très-étendue, passait au-dessous de la macula latea,
sans que la rétine fut altérée et que la vision fut abolie. »

Si la plaque atrophique siège dans un autre point que
celui qui correspond à la macula, elle pourra très-bien
passer tout-à-fait inaperçue en raison du peu de sensibilité de la vision périphérique.

Il est des cas malheureusement assez fréquents, où la
vision est abolie dans les points du champ visuel corres-
pondants aux plaques d'atrophie, quoiqu'il n'y ait pas eu
désorganisation préalable de la rétine par des dépôts plas-

---

1. *Leçons sur l'exploration de l'œil.* p. 108.

tiques. Ce sont ceux où, la maladie débutant par la couche des cellules étoilées et pigmentaires, s'étend, en même temps, vers les couches internes de la rétine et externes de la choroïde. Dès que le processus a atteint la couche des *cônes et bâtonnets*, c'en est fait de l'impressionnabilité à la lumière pour tous les points lésés. Il n'est pas rare, dans ces cas, qu'une exsudation se produise entre la choroïde et la rétine étroitement unies, et entraîne avec elle des éléments pigmentaires pour constituer une *pigmentation rétinienne* dont la gravité ne sera pas moindre.

ART. IV. — *Scléro-choroïdite postérieure.*

Nous ne dirons rien de la scléro-choroïdite postérieure, qui n'est qu'une choroïdite atrophique, très-souvent congénitale, et offrant un siége initial particulier. Au lieu de débuter par un point quelconque de la choroïde, l'affection se développe autour du nerf optique. Mais ses caractères et son influence sur l'acte visuel n'exigent pas que nous ajoutions quelque chose à ce qui a été dit à propos de la choroïdite atrophique.

Nous arrivons maintenant à la question de statistique relative à ces deux affections. Nous ferons à ce sujet plusieurs observations :

1° Nous ne les séparerons point, car elles sont de même nature, et il est probable que les deux dénominations ont été fréquemment employées l'une pour l'autre. Ainsi, beaucoup de choroïdites atrophiques devraient certainement êtres mises au nombre des scléro-choroïdites postérieures.

2° Nous ne nous occuperons pas non plus de savoir si parmi les cas de scléro-choroïdites postérieures, il y avait un plus ou moins grand nombre de staphylômes postérieurs ; ce serait soulever, à l'encontre du but de notre travail, une question de diagnostic différentiel entre deux affections qui s'accompagnent si fréquemment.

3° Dans bon nombre des cas inscrits dans notre tableau, il y a une différence notable d'acuité visuelle entre les deux yeux ; par exemple dans ceux désignés sous les numéros : 13, 14, 22, 23, 26, 27, 29, 31, 38, 41, 44, 45. Cette particularité trouve naturellement son explication dans ce fait que la maladie est souvent plus avancée dans un œil que dans l'autre. Mais il y a aussi des malades chez lesquels l'affection a débuté des deux côtés en même temps, dont les yeux offrent les mêmes lésions à l'examen ophthalmoscopique et qui cependant offrent cette discordance entre les deux organes. Nous en avons vu de nombreux exemples dans le cours de nos études.

4° Le tableau contient 36 cas présentant une acuité visuelle le plus souvent normale, sur 108 cas que renferme le registre de M. Fano (3937 maladies des yeux, dont 801 du fond de l'organe). Cela donne une proportion de 30 0/0, qui est la plus élevée de celles que nous aurons à déterminer.

5° Enfin nous devons ajouter qu'il y a bon nombre de cas que nous n'avons pas transcrits dans notre tableau, et où cependant la vision s'exerçait encore dans des conditions passablement bonnes, par exemple de manière à déchiffrer du 5 au 20 de Jæger.

# CHAPITRE II



## AFFECTIONS DE LA RÉTINE ET DU NERF OPTIQUE

Pour l'examen qui va suivre des maladies de la rétine et du nerf optique, nous suivrons l'ordre adopté par le *Traité de pathologie externe de Follin et Duplay.*

Nous remarquerons d'abord, d'une manière générale, qu'il est une foule de circonstances où la rétine ne peut révéler ses lésions à l'ophthalmoscope à cause de la faible quantité de lumière qu'elle peut réfléchir. Mais toutes les fois qu'il sera survenu un travail morbide qui aura rendu une partie de ses éléments opaques, on pourra se rendre compte des désordres survenus. Tels sont les cas *d'hémorrhagies rétiniennes, d'exsudats rétiniens, de dégénérescence graisseuse des éléments nerveux ou des parois vasculaires,* etc.

Il est une considération qu'il faut toujours avoir présente à l'esprit quand on examine la rétine ; c'est l'extrême variabilité qui existe dans sa vascularisation suivant les sujets, et cela dans des limites tout à fait physiologiques. Aussi

doit-on être extrêmement réservé sur le diagnostic de l'hypérémie simple de la rétine. Au début de mes recherches
sur cette thèse, j'avais porté mon attention sur plusieurs
malades qui offraient une vascularisation considérable de
la membrane nerveuse. Comme ces malades n'étaient venus
consulter que pour des troubles de l'accommodation et de la
réfraction et non pour une diminution de la vue, j'avais
d'abord pensé à les donner comme des exemples de discordance entre les lésions matérielles de la rétine et les troubles
fonctionnels. Mais, en voyant le nombre considérable de
ces cas, que j'avais d'abord regardés comme exceptionnels,
je ne tardai pas à me convaincre que ces malades étaient
seulement autant d'exemples de cette extrême variabilité.

La détermination du siége exact de la lésion dans l'in-
térieur même de la rétine ou à sa surface, donnerait probablement l'explication des anomalies dont nous nous occupons.
Mais les autopsies sont trop rares dans l'étude des maladies
des yeux, pour qu'il nous ait été possible de mettre à profit
l'examen microscopique. Cependant, en s'en rapportant
aux quelques études anatomo-pathologiques faites par Donders, Mooren, de Grœfe, il devient évident que trois ordres
d'éléments rétiniens sont particulièrement lésés, ensemble
ou isolément, dans les cas où il y a eu des troubles graves
de la vision pendant la vie. Ce sont les *cônes et batonnets*,
les *cellules nucléiformes* et les *fibres d'expansion du nerf
optique*. Mais il est évident que la couche des cônes et des
batonnets doit être beaucoup plus souvent le point de départ
de l'affection, tant à cause de son voisinage avec la choroïde

dont les lésions sont si fréquentes, qu'à cause du rôle si important et si délicat qu'elle joue dans l'acte de la vision. Il résulte de ces mêmes études anatomiques, que la plus grande partie des désordres fonctionnels proviennent, soit d'un vice de nutrition des éléments nerveux tenant à un défaut de la vascularisation, soit de l'anesthésie produite sur la périphérie des conducteurs nerveux par la compression exercée sur un point de leur parcours, soit enfin et le plus souvent à une destruction ou à une compression directe des éléments nerveux.

Nous donnons ici le tableau résumé des affections de la rétine et du nerf optique que nous avons comptés sur le registre de M. Fano et à côté le nombre des cas où ces affections n'ont pas exercé d'influence bien fâcheuse sur la vision. Nous n'avons pas séparé ces deux ordres de maladies, car elles ne s'observent guère l'une sans l'autre ; il n'est pas facile de comprendre une altération du nerf optique sans altération concomitante de la rétine. Seulement celle-ci échappe presque toujours à l'examen ophthalmoscopique. Aussi les nombres que nous donnons relativement à la rétine sont-ils beaucoup plus faibles que ceux qui se rapportent aux affections du nerf optique.

| | | |
|---|---|---|
| Atrophie complète du nerf optique.. | 2 vues bonnes sur | 79 malades. |
| — partielle ou au début.. | . 12 — | 62 — |
| Dégénérescence grise rougeâtre. | . 14 — | 108 — |
| Nevrite optique simple. . . . . | 5 — | 57 — |
| — exsudative . . . | 1 — | 2 — |
| Congestion de la papille. . . . | 0 — | 6 — |
| Hémorrhagie de la papille . . . | 0 — | 6 — |

| | | | | |
|---|---|---|---|---|
| Congestion de la rétine. . . . | 1 | — | 8 | — |
| Hémorrhagie de la rétine. . . | 1 | — | 4 | — |
| Rétinite atrophique . . . . . | 0 | — | 5 | — |
| Rétinite sereuse. . . . . . | 0 | — | 2 | — |
| Rétinite pigmentaire. . . . . | 2 | — | 8 | — |
| Décollement de la rétine. . . . | 0 | — | 23 | — |
| Encephaloïde de la rétine. . . | 0 | — | 1 | — |
| Coloboma traumatique de la rétine. | 0 | — | 1 | — |

Total. . . . 40 vues bonnes sur 372 malades.

La moyenne qui ressort de ces chiffres est de 10, 6 0/0. Mais il est facile de voir combien sont inégaux les éléments dont l'ensemble donne cette moyenne.

Cela posé nous passons à l'examen des détails de ces différentes affections en nous restreignant toujours au sujet qui nous occupe.

ART. 1<sup>er</sup>. — *Hémorrhagie de la rétine et du nerf optique.*

Les apoplexies de la rétine peuvent se faire entre cette membrane et le corps vitré, ou bien dans son épaisseur, ou enfin entre elle et la choroïde (*épanchement sous-rétinien* de Desmarres.). La maladie ne varie pas moins quant à l'étendue et au nombre des foyers hémorrhagiques. Leur position sur la macula ou en dehors de cette région est de la plus haute importance à considérer. Enfin les foyers peuvent être nettement *circonscrits* ou bien, au contraire, irréguliers, mal limités, et constituer l'*hémorrhagie diffuse*

En mettant en regard de ces caractères si variables, les

troubles fonctionnels variables aussi, depuis une simple altération visuelle jusqu'à une cécité complète, on verra que,
le plus souvent, les symptômes objectifs tiennent immédia-
tement sous leur dépendance les symptômes fonctionnels.
Ainsi, qu'un large foyer occupe la macula, il y aura abolition de la vision centrale ; que ce même foyer siége sur la
papille et le malade ne se doutera même pas de sa situation,
il n'y aura qu'une augmentation de l'étendue du *punctum
cœcum*. De même, si un nombre relativement peu considérable de foyers assez gros occupent les portions circum-
papillaires de la rétine, le malade n'éprouvera qu'un léger
trouble de la vision. Au contraire, dans le cas où la rétine
présente une multitude de petits foyers imperceptibles, de
manière à produire cet aspect que Follin compare justement
à *l'état sablé congestif* du cerveau, le champ visuel se
trouvera anéanti dans toute la partie correspondante. La
plupart des cas d'*hémiopie* que l'on observe dans cette affection, sont dus à cette dernière circonstance.

Il est cependant des cas qui sont en contradiction fla-
grante avec ces données normales, C'est ainsi qu'un élève
de M. Desmarres, M. Crescencio de Boves, cite dans sa thèse
inaugurale (*Paris* 1862), l'observation d'une jeune femme,
qui, atteinte brusquement d'un scotôme central dû à une
hémorrhagie de la macula, parvint en très-peu de temps
à lire de l'œil malade le n° 7 de Jæger. Le docteur Bader
donne (*t.* 42 *des annales d'oculistique*) l'observation remarquable d'un chauffeur de machine à vapeur atteint d'une
apoplexie intense de la choroïde et de la rétine. La macula

est parsemée de petites taches rouges et parcourue par un vaisseau rétinien. Malgré cela, l'acuité de la vision est très-bien conservée (l'auteur ne dit pas à quel degré). Il est vrai que l'auteur localise ces foyers entre la choroïde et la sclerotique ; mais il ne semble admettre cette opinion que parce que l'acuité visuelle est en bon état. Il ne s'étonne pas moins que des lésions si considérables, siégeant en arrière de la portion centrale de la rétine, soient aussi peu nuisibles à la vision.

L'observation suivante que j'ai recueillie à la consultation de M. Panas, au Bureau central, est un exemple non moins remarquable de ce que j'avance.

OBSERVATION III.

*Congestion rétinienne.*

M$^{me}$ Picherot, logeuse, âgée de 59 ans, a joui toute sa vie d'une bonne santé générale. Sa vue, du côté gauche a toujours été un peu faible. Sa maladie actuelle date du 15 janvier 1872. A la suite d'une violente colère contre un de ses fils, elle eut brusquement une attaque avec perte de connaissance, puis éblouissements, étourdissements, faiblesse des membres, vertiges, etc. Peu de temps après cet accident; elle éprouva de vives douleurs dans le front et autour de l'orbite; en même temps, sa vue s'obscurcit considérablement, elle eut des tournoiements de tête, des envies de vomir. Enfin, il y a un mois, on lui fit une opération sur les deux yeux. On reconnaît, en effet, qu'un large lambeau a été enlevé à chaque iris. Sa vue fut complètement perdue du côté gauche, mais l'œil droit resta suffisamment bon. Elle dit en effet qu'elle peut lire facilement les caractères un peu gros; elle déchiffrerait même un journal, mais avec plus de peine. (Le manque d'échelle typographique au moment de l'examen ne m'a pas permis de déterminer plus exactement l'acuité visuelle.) Cependant cet œil est dans un état constant de larmoiement qui a fini par amener une légère blépharite ciliaire.

*Examen ophthalmoscopique.* — La papille de *l'œil gauche* est atrophiée dans sa moitié externe, tandis que la moitié interne est complétement masquée par de gros vaisseaux et une plaque hémorrhagique considérable. Une hémorrhagie diffuse très-abondante occupe toute la rétine.

*L'œil droit* présente exactement les mêmes caractères; seulement la papille tout entière est masquée par l'hémorrhagie. Il est impossible d'en apercevoir les contours et on ne peut déterminer son siège qu'en suivant les vaisseaux jusqu'à leur point de convergence. De ce point partent de larges rubans de couleur rouge-saturne et qui se dirigent vers l'*ora serrata* en s'écartant de plus en plus les uns des autres. Cette disposition a fait comparer à M. Panas l'aspect de cette rétine à celle d'une fleur rouge de la famille des synauthérées.

Si on cherche à examiner la macula, on ne trouve pas que son aspect diffère notablement de celui du reste de la rétine; les hémorrhagies y sont peut-être un peu moins larges, mais sa coloration est aussi rouge, aussi foncée que celles des autres parties de la rétine.

Le traitement consiste en émissions sanguines aux tempes, légers purgatifs, bains de pieds sinapisés, etc. Sous l'influence de cette médication, les hémorrhagies diffuses ont commencé à se résorber; l'œil gauche est toujours complétement perdu; mais l'œil droit a gagné quelque chose. Chaque fois que j'ai revu cette femme, j'ai trouvé de ce côté une légère amélioration.

— Nous tenons à répéter que les cas que nous venons de citer sont tout-à-fait exceptionnels et qu'en général les hémorrhagies du nerf optique et de la rétine ont un pronostic grave. C'est peut-être moins l'hémorragie que les autres désordres dont elle s'accompagne, qu'il faut accuser de cette gravité. En effet ces hémorrhagies sont presque tou. jours l'effet d'altérations des vaisseaux ou de quelque autre état général qui fait tout le danger par sa persistance. Aussi voyons-nous les 6 cas d'hémorrhagie de la papille que nous avons notés être tous accompagnés d'une destruction plus ou moins complète de l'acuité visuelle. Des quatre cas d'hémorrhagie de la rétine, un seul permet à la fonction de s'exercer suffisamment bien.

Art. ii. — Rétinite séreuse.

L'infiltration séreuse de la rétine ne se manifeste à l'ophthalmoscope que par un *léger trouble*, une *teinte grisâtre* de cette membrane. Aussi son diagnostic est-il très-difficile. Les désordres fonctionnels proviennent ici de la compression des éléments nerveux noyés dans la sérosité et de la diffusion des rayons lumineux à travers la rétine infiltrée. Ils sont toujours beaucoup plus accusés que ne le révèle l'examen ophthalmoscopique dont le résultat est nul dans beaucoup de cas. Aussi, n'ayant pas en ophthalmologie l'expérience nécessaire pour pouvoir approfondir un sujet aussi difficile, je me contenterai de rapporter à cette place ce que dit de la rétinite séreuse un spécialiste des plus compétents, M. de Wecker : « Dans le dégré le plus haut de la rétinite séreuse, il se peut que l'anesthésie rétinienne soit presque complète sans que l'image ophthalmoscopique révèle pour cela des altérations frappantes. C'est à peine cependant si le malade distingue encore les variations d'intensité d'éclairage. »

ART. III. — *Rétinite simple et Neuro-rétinite.*

Nous entendons sous cette désignation toute inflammation primitive, idiopathique de la rétine et du nerf optique quelle que soit la forme qu'elle affecte. C'est ainsi que nous réunirons dans cet article les variétés que M. de Wecker a étudiées sous les noms de *Rétinite interstitielle diffuse, rétinite circonscrite* ou *neuro-rétinite, rétinite périvasculaire* etc. — Ces divisions n'auraient ici aucune importance.

Le caractère commun de ces affections est l'hyperplasie du tissu cellulaire de la rétine, la compression des éléments nerveux, leur atrophie suivie bientôt de la dégénérescence graisseuse des produits morbides et leur disparition. Ces différentes lésions et leurs phases successives se manifestent d'une manière également variable à l'ophthalmoscope.

Généralement les bords de la papille sont effacés, le fond de l'œil prend un aspect grisâtre et on y trouve plus difficiment l'entrée du nerf optique. Dans la forme dite *rétinite périvasculaire* et qui est la plus grave parce que la nutrition se trouve plus directement compromise par l'altération des vaisseaux, ceux-ci présentent le long de leurs parois des lignes blanchâtres qui divergent vers le méridien de l'œil. Les veines sont dilatées et tortueuses. On voit quelquefois de petites suffusions sanguines le long des parois des vaisseaux ; mais ce fait est beaucoup moins fréquent ici que dans la rétinite secondaire dite *albuminurique*.

Quand nous en venons à la question des troubles fonctionnels, nous sommes frappés de l'unanimité des auteurs à reconnaître qu'ils offrent, outre une extrême variabilité, peu de rapports avec les désordres matériels. « Les troubles fonctionnels, très-variables, disent MM. Follin et Duplay, ne sont pas toujours en rapport avec les altérations anatomiques constatées. Ce fait s'observe du reste pour toutes les lésions de la rétine qui siègent dans les couches antérieures et qui n'intéressent par les éléments sensoriels (cônes et bâtonnets). »

Le langage de M. de Wecker n'est pas moins net à cet égard : « On pourrait croire, qu'en l'absence de moyens infaillibles de préciser par l'examen ophthalmoscopique le siège principal et la nature de l'altération, il serait facile d'y suppléer par l'examen fonctionnel et de trouver par ce mode d'exploration une concordance parfaite entre la lésion anatomique et l'altération matérielle établissant des signes certains de diagnostic. Mais il n'en est rien.... On est quelquefois très-surpris de constater une abolition complète de la vue alors que l'examen ophthalmoscopique ne montre dans le tissu de la rétine qu'un trouble léger, probablement consécutif à une transsudation séreuse. Dans d'autres cas, au contraire, on observe des foyers étendus de dégénérescence graisseuse et scléromateuse entremêlés d'apolexies multiples, sans que pour cela l'acuité de la vision ait baissé d'une fraction considérable. » Comme preuve de ce qu'il avance aussi affirmativement, M. de

Wecker donne deux observations très-concluantes de neuro-rétinite. En voici une autre que j'ai recueillie dernièrement dans sa clinique.

OBSERVATION IV.

*Neuro-rétinite.*

M^me Begey, âgée de 28 ans, mariée et sans enfants, souffre des yeux depuis un an. Depuis cette époque, sa vue diminue insensiblement et elle éprouve en même temps de vives douleurs autour des orbites. Il y a un mois (l'observation est prise le 31 novembre 1873), ces douleurs ont redoublé de violence au point qu'elle a dû se faire admettre dans un hôpital. En même temps, elle remarqua qu'elle ne voyait absolument plus rien de l'*œil droit*.

*Acuité visuelle* O. G. $Hm = {}^1/_{24} S = {}^2/_5..$

O. D. Aucune perception lumineuse.

*Examen ophthalmoscopique.* — La *papille droite* est turgescente, mal limitée, d'un rose gris-sâle. La portion de la rétine qui entoure la papille à une certaine distance présente un aspect terne, blanc-grisâtre; plus loin, la rétine reprend à peu près son aspect normal.

L'œil gauche présente les mêmes caractères; seulement la coloration de la papille et de la rétine est plus vive, plus rose; les vaisseaux sont plus gros et plus tortueux et la papille présente de plus une striation concentrique remarquable.

D'après ces données, il est facile de voir que les deux yeux sont atteints de *neuro-rétinite*, mais à des périodes différentes de cette affection. L'*œil droit* en est déjà arrivé au début de l'*atrophie papillaire* et de la *dégénérescense graisseuse* de la rétine, tandis que l'œil gauche n'en est encore qu'à la période aiguë de la maladie. Mais n'est-il pas étonnant de voir la malade présenter encore une acuité visuelle aussi considérable de cet œil si fortement lésé? Le *champ visuel* lui-même ne paraît pas être diminué.

M. de Wecker espère que le traitement antiphlogistique qu'il dirige contre l'affection de l'œil gauche pourra le préserver du sort de l'autre.

Voici une autre observation se rapportant au même sujet et qui a été prise dans la clinique de M. Fano. Il s'agit ici d'un cas de névrite exsudative.

### Observation V.

*Névrite exsudative.*

M^me Rondier, âgée de 23 ans, reperceuse en bijouterie, nous dit (1^er octobre 73) qu'elle n'a jamais eu la vue bien forte, elle a toujours été sujette à se fatiguer rapidement. Il y a deux ans, à la suite d'une trop grande application de ses yeux sur des objets fins et brillants, elle remarqua qu'elle était obligée de s'arrêter à chaque instant dans son travail, car une espèce de brouillard venait continuellement s'interposer entre ses yeux et les objets. Elle prit alors des lunettes biconcaves n° 30 qui ne l'ont guère aidée. Depuis, elle a toujours éprouvé les mêmes inconvénients et c'est pour cela qu'elle vient consulter.

*Acuité visuelle.* — Des deux yeux D=25 cent. S=1/3.

*Examen ophthalmoscopique.* — On ne voit pas les limites des deux papilles; leurs contours sont remplacés par une tache d'un blanc d'un gris sale. Les papilles tout entières présentent un commencement de dégénérescence grise. Les vaisseaux sont très-inégaux et irréguliers; ils semblent disparaître en certains points pour reparaître un peu plus loin; ils ne sont modifiés qu'au niveau de leur passage sur les taches précédentes. Il existe aussi sur toute la surface de la papille et sur les parties circonvoisines de la rétine de petites plaques d'hémorrhagies diffuses. A une distance de deux ou trois millim. de la papille, la rétine paraît normale.

Traitement à l'iodure de potassium; onguent hydrargyrique belladoné en friction autour de l'orbite.

L'examen microscopique fait par M. Robin, dans un cas
de ce genre, a démontré que les tubes nerveuxde la papille
avaient disparu par atrophie. Ils étaient remplacés par
une *matière amorphe* analogue à la substance grise et par
des *myélocytes*. Naturellement la destruction des conducteurs nerveux avait amené la destruction de la fonction visuelle chez le sujet de l'observation. Comment se fait-il
qu'il n'en est pas de même chez M^{me} Rondier ? C'est là une
question qu'il nous est impossible de résoudre. Peut-être
l'exsudat papillaire borné aux portions phériphériques de
la papille épargne-t-il les éléments nerveux qui proviennent des portions centrales du ncrf optique ; peut-être ces
éléments n'ont-ils pas encore subi complétement la dégénérescence observée par M. Robin. Mais ce sont là des hy-
pothèses et nous ne prétendons rien expliquer.

Nous trouverons à l'article : *rétinite albuminurique*
deux observations semblables dans lesquelles on verra des
malades recouvrer plus ou moins complètement la vue alors
que les lésions de la maladie persistaient à se montrer.

Si nous voulons connaître la proportion des malades ainsi
favorisés, nous n'avons qu'à jeter les yeux sur le petit tableau
statistique que nous avons dressé au commencement de ce chapitre ; sur cinquante-sept cas de nevrite optique simple cinq
seulement sont assez favorisés, ce qui donne une proportion
de 8,7 °/₀. Sur deux cas de nevrite exsudative, un est accom-
pagné de l'indication d'une bonne acuité visuelle, c'est celui
de l'observation précédente. Mais nous doutons fort que ces
cas soient aussi fréquents ; nous croyons au contraire qu'ils

sont fort rares. Nous remarquerons encore que les cinquante-
sept cas de nevrite optique étaient pour la plupart accompagnés de rétinites ; c'est-à-dire qu'ils s'agit de neuro-
rétinites. Les auteurs adoptent en effet, tantôt l'une, tantôt
l'autre des deux expressions pour désigner la même affection.

ART. IV. — Rétinites secondaires.

Parmi les rétinites secondaires ou symptomatiques, celles
qui méritent le plus de fixer l'attention sont la *rétinite albuminurique* à laquelle se rattache, comme analogie, la
*rétinite glycosurique*, et la *rétinite pigmentaire* ou *tigrée*.
Nous laisserons de côté la *rétinite syphilitique* qui peut
très-bien être assimilée, quant à ces symptômes, à la rétinite séreuse dont elle présente tous les caractères.

α. Rétinite albuminurique et glycosurique.

L'ophthalmoscope nous montre dans cette affection trois
altérations essentielles qui sont chacune à elle seule la caractéristique d'une forme spéciale de rétinite : 1° *Suffusion
séreuse* ; 2° *Plaques grisâtres*, dues à l'hyperplasie du tissu
cellulaire rétinien et ensuite à sa dégénérescence graisseuse ; 3° *Petits foyers apoplectiques*.

C'est en se fondant sur la prédominance de telle ou telle
de ces lésions, que certains auteurs, entre autres M. Gale-
zowski, ont admis trois formes ou trois périodes dans cette
affection.

Il est peu de questions qui aient soulevé d'aussi vives
controverses que la rétinite albuminurique, depuis que

Landouzy a appelé sur elle l'attention des médecins (1849).
L'amblyopie est-elle un symptôme constant de l'albumi-
nurie? Landouzy l'affirma ; mais il trouva de nombreux
adversaires à l'Académie de médecine. MM. Frerichs,
Lebert, Blodez fournirent des statistiques considérables
qui montraient que l'affection n'atteignait que 1/4 ou
1/5 des individus atteints de la maladie de Bright.

L'amblyopie albuminurique est-elle liée à telle forme
d'affection rénale plutôt qu'à telle autre ? N'est-elle pas
plutôt sous la dépendance de l'affection cardiaque qui
complique presque toujours la dégénérescence du rein?
etc. Sans nous arrêter à ces considérations d'ailleurs si in-
téressantes, nous en viendrons à l'ordre d'idées qui nous
guide dans ce sujet. L'amblyopie qui survient dans la maladie de Bright est-elle toujours le résultat d'une altération
matérielle appréciable? Ne peut-elle pas être l'expression
*Sine materia* d'un désordre fonctionnel dû à l'*urémie?*

M. Charcot (1) répond nettement par l'affirmative : « La
dégénérescence graisseuse de la rétine, la simple hypéremie
de cette membrane et celle de la choroïde, l'apoplexie de
la rétine, l'hydropisie, ou mieux l'œdème du nerf optique
sont des altérations que l'on rencontre fréquemment dans
cette affection : mais il est des cas où celle-ci ne dépend pas
d'un désordre matériel appréciable de la rétine. »

Sur quinze cas cités par M. Wagner, on ne put malgré
l'emploi de l'ophthalmoscope découvrir pendant la vie aucune

---

1. *Gaz. Hebdom.* 1858, p. 159.

lésion ; et après la mort, l'examen anatomique du globe oculaire, du cerveau et du nerf optique fit également conclure à la négation de toute altération anatomique.

De Graefe émit la même opinion.

Horner (*Klinische Monatsblätter*) dit même que ces amblyopies urémiques sont plus fréquentes qu'on ne croit et il s'appuie pour le prouver sur ce fait que l'amblyopie précède très-souvent l'apparition des désordres matériels. Pour lui, ce trouble fonctionnel préexistant à la lésion, doit être attribué à l'urémie

Nous n'insisterons pas sur cette variété d'amblyopie sans lésions puisque nous avons éliminé ces affections du cadre de notre sujet. Pour le moment nous dirons, qu'inversement on peut parfois observer des lésions considérables sans troubles fonctionnels bien marqués. Le fait est rare en raison de l'intensité des désordres matériels. Cependant M. Wecker cite l'exemple suivant où la vision parfaite fut recouvrée bien qu'il persistât une lésion de la tache jaune.

Une jeune femme fut atteinte, à la suite d'une couche, d'une rétinite néphrétique des mieux caractérisées. Une médication tonique et reconstituante ramena l'usage des yeux en moins de huit semaines. L'amélioration de la vue coïncida avec la décroissance de l'œdème rétinien ; les contours de la papille reparurent peu à peu, pendant que le nombre et l'étendue des plaques blanchâtres diminuaient en même proportion. Néanmoins, au moment où la malade arrivait déjà à lire le n° 1 de Jæger, on voyait sur le pourtour de la tache jaune une figure étoilée, très-marquée, qu'on observe constamment dans cette affection.

M. Horner cite (*kliniche montasblätter* (1863) un cas analogue où une amélioration de la vue s'était produite sans que l'altération localisée au voisinage de la tache jaune eût disparu.

### b. — *Rétinite pigmentaire*

Les nombreux travaux entrepris sur la rétinite pigmentaire par Grœfe, Donders, Müller, Jünge, Schweigger, Bolling Pope, Mooren etc., n'ont pas élucidé d'une manière assez nette la question de son processus et de sa localisation pour que l'on puisse, *a priori*, déterminer les troubles fonctionnels qui doivent en résulter. Si l'on admet, avec Donders, que le pigment se masse dans la rétine à la suite d'une rétinite chronique se localisant dans les couches superficielles de la rétine, on devra porter sur la maladie un pronostic assez bénin. Si on pense, comme Müller et Schweigger, que le pigment provient de la choroïde primitivement enflammée ou du sang qui s'est extravasé dans la rétine, on devra reconnaître que la maladie est beaucoup plus dangereuse pour la vision. Si, enfin, avec Bolling Pope et Mooren, on se croit en droit d'assimiler la rétinite tigrée, quant à son processus, à une rétinite parenchymateuse interstitielle avec transsudation séreuse, hypertrophie du tissu cellulaire et sclérose des vaisseaux rétiniens, on devra s'attendre à observer des symptômes fonctionnels beaucoup plus intenses encore.

Nous nous rangeons à l'avis de ces derniers auteurs pour

un certains nombre de cas qui sont en effet remarquables par l'intensité des symptômes et la brusquerie de leur apparition. Mais nous devons dire que, le plus souvent, la maladie affecte une marche extrêmement lente et des symptômes longtemps insignifiants.

M.Galezowski dit avoir vu dans la clinique de M. Desmarres, un malade ayant atteint l'âge de soixante-dix ans, pouvant encore faire son ménage, bien qu'il eut une rétinite pigmentaire très-avancée et qu'il affirmât avoir eu toute sa vie des signes d'héméralopie. La vision n'avait commencé à baisser sensiblement que depuis quinze ans.

Nous aimons mieux adopter pour la majorité des cas, l'opinion à laquelle Follin est arrivé par l'examen anatomique. Pour ce regretté chirurgien, l'accumulation du pigment se fait d'abord entre la rétine et la choroïde ; et au bout d'un temps plus ou moins long, elle se propage aux couches externes de la rétine. Pendant la durée généralement très-longue de la première période, les troubles fonctionnels sont à peu près nuls et ne se traduisent que par l'héméralopie qui en est le signe caractéristique.

Le cas de l'observation suivante est un de ceux qui, par la brusquerie de leur début peuvent être rangés parmi les rétinites pigmentaires succédant à une inflammation aiguë de la rétine. Mais l'examen actuel montre une discordance très-marquée entre les lésions matérielles et les troubles fonctionnels. De plus c'est un cas remarquable par la localisation de l'affection dans un seul œil.

## Observation VI.

M^me Fronton, 32 ans, mariée, mère de deux enfants; se présente le 9 novembre 1873 à la clinique de M. Fano. Il y a deux ans, pendant une période menstruelle, l'écoulement s'est supprimé brusquement. Le lendemain, le blanc de l'œil gauche était rouge et le gris (cornée) était noir (il s'agit probablement d'une mydriase). De l'œil gauche, elle ne distinguait plus que le jour de la nuit. Cet état dura environ trois mois. A partir de ce moment, la vue revint graduellement dans l'œil malade. Elle n'a d'ailleurs suivi qu'un traitement insignifiant.

*Etat actuel.* — O. D., 1; O. G., 6. Le *champ visuel gauche* est légèrement rétréci du côté externe.

*Examen ophthalmoscopique.* — O. D. *Dégénérescence grise rougeâtre* peu marquée de la papille. Pas de lésion de la rétine. Vaisseaux de calibre normal.

O. G. — Papille optique pâle; vaisseaux de la papille et de la rétine beaucoup plus ténus qu'à droite. Au pourtour de la papille, quelques amas de pigment rétinien. En se rapprochant de la périphérie de la rétine, on constate, surtout au bas de l'image renversée, la présence d'un nombre considérable de taches de couleur noire foncée, de grandeur variable, généralement de forme circulaire. Il existe d'autres foyers semblables, mais beaucoup plus petits et plus rares dans tout le reste de la rétine. Tout le pourtour de la papille est également encadré d'un dépôt pigmentaire qui est beaucoup plus prononcé à la partie inférieure et interne. Les vaisseaux de la rétine sont si minces qu'il est impossible de déterminer leur rapport avec les taches. Pourtant, au pourtour de la rétine, on voit un de ces amas à cheval sur un vaisseau.

*Traitement* : Liniment stimulant.

Il est bon nombre d'observations qui tendaient à faire admettre qu'il peut exister une pigmentation rétinienne congénitale n'amenant aucun trouble de la vision. Nous rapporterons la suivante, donnée par le docteur J. Jacobi (*Annales d'ocul.*, *t. LX*, *p.* 54). « La macula ainsi que la papille et les vaisseaux sont libres. La rétine à sa partie moyenne offre de grandes masses de pigment noir ; la choroïde montre aussi des irrégularités dans la distribution de son pigment. Le patient K..., âgé de 25 ans, ayant une cataracte congétinale de l'œil droit lit Sn XX à 20′, apprécie bien les couleurs et possède 1/4 acc. » L'auteur considère ce pigment comme une anomalie congénitale.

Ce ne sont pas là, d'ailleurs les seules particularités que présente cette étrange affection. Von Graefe cite deux observations très-remarquables (*Archiv. für ophth., t. II, p.* 275) au point de vue de la forme du champ visuel qui se trouve aboli dans un espace annulaire pour reparaître au-delà. Chez le premier, la portion centrale dépourvue de pigment, était relativement plus étendue que la partie correspondante du champ visuel qui mesurait 6° Chez le deuxième malade. au contraire, la pigmentation s'approchait davantage de la macula que ne l'eût fait supposer la dimension du champ visuel qui mesurait 20° d'ouverture. Cette deuxième observation ne fait que corroborer ce que nous disions tout à l'heure. La première démontre qu'au contraire, la diminution du champ visuel peut devancer l'envahissement concentrique de la pigmentation. Thomas Windsor (*Medical and surgical report* 1871) dit, en effet, qu'une trop grande importance a été attachée tout d'abord à l'existence du pigment au point de vue du diagnostic de l'affection : « Dans un certain nombre dc cas, dit-il, il existe une notable diminution du pouvoir fonctionnel, et cela avec bien peu ou même en l'absence de pigment pathologique. D'ailleurs chez la plupart des malades, les limites de la portion pigmentée ne coïncident pas exactement avec l'espace du champ visuel où la vision manque. Au contraire, les parties pigmentées peuvent être encore susceptibles de recevoir et de transmettre des impressions. »

Enfin, pour achever de donner une idée du désaccord qui règne dans cette maladie entre les symptômes fonctionnels et les lésions physiques, nous parlerons du fait cité par Hasse (*Klinische monatsblätter*, t. V, p. 288).

Un paysan, âgé de 55 ans, atteint d'une rétinite pigmentaire avancée, était tourmenté malgré cela d'une hypéresthésie de la rétine se traduisant par une photophobie intense. La diminution de l'éclairage par des verres bleus fumés augmentait à la fois l'étendue du champ visuel et l'acuité de la vision.

M. de Wecker de son côté donne deux observations analogues. La première est celle d'une dame qui, atteinte de rétinite pigmentaire avancée, signalait aussi une amélioration de la vue lorsqu'on diminuait l'intensité de l'éclairage. La deuxième est celle d'une dame de quarante-cinq ans, affectée d'une rétinite pigmentaire des plus marquées. Elle vint le consulter uniquement pour être débarrassée de *phosphènes* tellement intenses pendant la nuit que son moral en était sensiblement affecté.

Qu'il y a loin de cette hypéresthésie à la torpeur rétinienne généralement regardée, avec le rétrécissement du champ visuel, comme la caractéristique de la maladie !..

Quant à la fraction qui indique le degré approximatif de bénignité de l'affection elle est de 27, °/₀, puisque d'après notre tableau il y a eu sur le nombre total de huit retinites pigmentaires, trois malades chez lesquelles la vision s'était bien conservée.

Nous ne nous occuperons pas des autres affections de la rétine telles que : *décollements* ; *tumeurs de diverses natures* ; ces affections ne nous apprendraient rien sur le sujet de cette thèse.

ARTICLE CINQUIÈME. — *Atrophie du nerf optique.*

L'atrophie du nerf optique est certainement la maladie a plus fréquente des organes profonds de l'œil. Outre ses origines extrà-oculaires, on peut la considérer comme un mode de terminaison commun à presque toutes les affections du nerf optique et de la rétine. Sa gravité qui est incontestable et va croissant avec l'âge de la maladie doit donc dépendre, en grande partie, des désordres occasionnés par la maladie primitive. Dans bon nombre de cas, la vision est déjà complètement perdue, quand l'atrophie commence. C'est ainsi qu'il faut expliquer les anomalies de concordance qui existent assez fréquemment entre le degré de la maladie et l'acuité de la vision.

Nous remarquerons toutefois que la forme d'atrophie désignée sous le nom de *dégénérescence grise rougeâtre*, est beaucoup plus clémente pour la vue que la *dégénérescence blanche.* C'est qu'en effet, dans cette dernière forme, l'atrophie porte sur tous les éléments du nerf optique et, par conséquent, sur les fibres nerveuses directement, tandis que dans la dégénérescence grise rougeâtre, l'atrophie de ces fibres n'est que secondaire. Elle n'est que la conséquence de la compression des éléments nerveux par le tissu cellulaire hypertrophié. Plus tard, lorsque les éléments cellulaires du nerf optique ont eux-mêmes subi l'atrophie, les deux formes de la maladie se confondent en une seule : *l'atrophie blanche complète.*

Nous donnons ici l'observation d'un malade qui se trouve actuellement dans le service de M. le professeur Broca, à l'hôpital de Clinique.

### Observation VII.

*Dégénérescence rougeâtre consécutive à une névrite optique.*

Clément Simonet, âgé de 25 ans, journalier, a perdu l'œil droit pendant la guerre de 1870-71 à la suite d'une irido-choroïde. Il y a actuellement une hydrophthalmie considérable de ce côté. Depuis trois mois, il a remarqué que la vue baissait légèrement du côté gauche. A la même époque, il eut une tumeur du sac lacrymal pour laquelle il est entré à l'hôpital.

*Etat actuel.* — Vision très-distincte. Le malade lit très-facilement les caractères d'imprimerie ordinaires. — *Larmoiement* dû à l'oblitération des conduits lacrymaux. $S = {}^2/_5$.

*Examen ophthalmoscopique.* — La papille présente les caractères suivants : Limites impossibles à déterminer, les bords de la papille se confondent insensiblement avec ceux de la rétine. Ces bords sont tout à fait irréguliers et présentent une coloration plus foncée que le reste de la papille. Il y a une échancrure à la partie inférieure et interne (image renversée) qui ressemble à un dépôt de pigment. Tout le reste de la papille présente une coloration d'un gris-rougeâtre très-accentuée.

La *dépression* *centrale* est complètement effacée, et la papille tout entière semble faire une *saillie* assez prononcée. Les vaisseaux ont un calibre un peu plus petit qu'à l'état normal. On n'en distingue nettement que deux groupes qui se dirigent l'un en haut, l'autre en bas.

Le rétine n'offre pas de lésion bien apparente; il semble néanmoins que sa coloration soit plus terne qu'à l'état normal, comme s'il y avait une légère infiltration de la membrane.

Nous croyons qu'il s'agit ici d'un commencement de dégénérescence rougeâtre succédant à une névrite optique. Les symptômes inflammatoires n'ont pas encore complètement cessé.

M. Broca après avoir examiné ce malade a adressé à ses élèves quelques paroles qui viennent s'adapter fort à propos au sujet de notre travail : « Si on ne tenait compte, a-t-il dit, que des résultats fournis par l'examen ophthalmoscopique et si on n'interrogeait pas le malade sur l'état de sa vision, on n'hésiterait pas à affirmer que cet homme doit à peine pouvoir se conduire. »

M. Broca propose à son malade l'extirpation de l'œil droit pour sauver l'œil gauche de l'ophthalmie symphatique qui le menace. Nous sommes complètement de son avis et nous croyons que c'est le seul moyen qui puisse enrayer la marche du processus atrophique qui commence à se développer.

Je pourrais multiplier le nombre des observations d'atrophies papillaires montrant le même désaccord entre les troubles fonctionnels et les lésions matérielles. Je me contenterai de rapporter les deux suivantes qui ont été publiées par M. Fano dans son Journal d'Oculistique et qui se rapportent à des malades que j'ai souvent examinés à sa clinique :

### Observation VIII.

*Dégénérescence grise-rougeâtre des papilles optiques bien plus prononcée, à gauche qu'à droite. — Vision à peu près normale à gauche.*

B..., 29 ans, peintre sur porcelaine, affirme n'avoir jamais eu de maladie syphilitique. Il a été affecté, il y a cinq ans, de rhumatismes dans les muscles et les articulations des membres inférieurs, ce qui l'a forcé de rester au lit pendant trois mois. An commencement de mars de cette année, il est pris, sans cause connue, d'une iritis de l'œil gauche, laquelle iritis cède à des bains d'œil avec une solution d'atropine et à des pilules de sublimé. B... affirme n'avoir jamais remarqué de différence dans l'acuité de la vision des deux yeux.

Le 7 avril, nous constatons que de l'*œil gauche*, il ne lit que le n° 2 de Jæger, pendant que de l'*œil droit*, il lit le n° 1. L'œil gauche complétement guéri de l'iritis, qui n'a laissé aucune trace, est myope, relativement à l'œil droit.

A l'*ophthalmoscope*, la papille optique présente une *coloration d'un gris rougeâtre très-prononcé*; en dedans de la papille, existe un petit segment d'atrophie choroïdienne.

La *papille optique droite* présente une coloration *grise rougeâtre* en certains points seulement, coloration bien moins accentuée que sur la papille gauche.

Onction sur l'orbite avec mélange de teinture de noix vomique et d'alcool de mélisse.

Le 23 avril, le patient lit de l'œil *gauche* le n° 1 de Jæger. La papille optique de ce côté présente la même coloration qu'il y a quinze jours.

## Observation IX.

*Atrophie des nerfs optiques — Différence notable d'acuité de vision des yeux. — Même altération ophthalmoscopique.*

Hurion, âgé de 30 ans, garçon boucher, se plaint que la vue a baissé depuis quatorze mois, à gauche d'abord, à droite ensuite. Depuis plusieurs mois, il est soumis, à ma clinique, à des badigeonnages journaliers de la région frontale avec le liniment de Gori (liniment iodo-strychné). Sous l'influence de ce traitement, la vision s'est amélliorée à droite seulement.

Hurion est soumis à un nouvel examen le 30 juillet dernier :

De l'œil *droit*, il lit le n° 11 de Jæger; de l'œil *gauche*, il ne distingue que la lumière des ténèbres.

A *gauche*, la papille optique est d'un blanc brillant et présente une petite excavation centrale. Les artères et les veines de la papille sont très-augmentés. Les veines sont un peu plus dilatées que les artères.

A *droite*, la papille optique présente absolument le même aspect qu'à gauche. Peut-être les vaisseaux artériels sont-ils un peu plus nombreux sur le disque droit que sur le gauche; mais la différence est vraiment insignifiante et ne rend pas compte de la grande différence d'acuité des deux yeux.

Si nous voulons maintenant nous reporter au tableau résumé que nous avons dressé au commencement du chapitre nous trouvons que sur 79 malades atteints *d'Atrophie complète* nettement accusée, il n'y en a eu que 2 chez lesquels la vision se conserve encore dans d'assez bonnes limites. L'un de ces 2 malades a fait le sujet de l'observation précédente (obs. IX). La proportion des cas favorables est donc ici de 2.5 0/0. Nous regardons déjà ce chiffre comme excessif et nous sommes convaincu que dans tout autre série de malades on n'en trouverait pas d'aussi fort.

Les cas réunis sous la dénomination *d'atrophie partielle* ou *au début* désignent probablement des atrophies débutant par la dégénérescence grise-blanchâtre. La proportion est ici de 19, 3 0/0.

Enfin pour la *dégénérescence grise-rougeâtre* la proportion est égale à 14/108 ou 12. 9 0/0.

Ces deux derniers nombres 19,3 0/0 et 12,90 0/0 semblent en contradiction avec ce que nous disions précédemment en affirmant que la dégénérescence grise-rougeâtre épargnait plus la vision que l'autre forme. Mais nous ferons remarquer que sur les 62 atrophies que nous considérons comme des dégénérescences grises-banchâtres la plupart ne présentent la lésion que sur une portion plus ou moins étendue de la papille, ce qui laisse beaucoup plus de chances au fonctionnement de l'organe. D'ailleurs il est bien spécifié que chez un grand nombre de ces malades l'affection ne fait que débuter. Ces chiffres n'infirment donc nullement ce que nous avons dit à propos de la gravité de chacun des deux processus atrophiques.

Nous terminons ici cette revue des affections du fond de l'œil et nous allons nous occuper de dresser le tableau d'ont l'examen suppléera à un développement plus long de notre sujet.

*TABLEAU de 68 cas d'affections de la choroïde, de la rétine et du Nerf optique, accompagnées de lésions matérielles considérables et n'offrant cependant pas de troubles fonctionnels notables.*

NOTA. — Ces cas ont été choisis parmi 801 cas d'affections des mêmes portions de l'œil sur un nombre total de 3,937 maladies des yeux. Ils sont extraits du dernier registre de la Clinique de M. Fano.

| N° d'ordre. | NOMS et PRÉNOMS | PRO-FESSION | AGE | ACUITÉ visuelle | MALADIES |
|---|---|---|---|---|---|
| 1 | Coulon | employé d'octroi | 48 | OD.1-OG.1 | Atrophie choroïdienne péripapillaire à gauche. Exsudat flottant au-devant de la plaque. |
| 2 | Richer | employé d'octroi | 44 | OD.3-OG 9 | Dégénérescence grise partielle des papilles optiques, aussi prononcée à droite qu'à gauche. |
| 3 | Roussel | écolier | 11 | OD.1-OG.1 | Amblyopie congénitale. — Choroïdite atrophique. |
| 4 | Bac | artiste dramatiq. (Variétés) | 40 | OD.2-OG.2 | Mouches fixes. — Congestion de la papille des deux côtés. |
| 5 | Partel (Mlle) | cuisinière | 18 | OD.1-OG.1 | Dégénérescence grise blanchâtre de la moitié interne des papilles optiques. |
| 6 | Rulou (Mlle) | fleuriste | 16 | OD.2-OG.5 | Amblyopie congénitale. — Atrophie partielle du nerf optique gauche. |
| 7 | Carbey | employé du chemin de fer d'Orléans | 32 | | Amblyopie. — Myopie fausse. — Dégénérescence grise des papilles optiques. |
| 8 | Destambes (Mme) | Mde de pommes de terre frites | 36 | OD.3-OG.5 | Névrite optique. |
| 9 | Lebrun (Mlle) | sans prof. | 12 | OD.5-OG.5 | Dégénérescence grise des papilles optiques. |
| 10 | Toussaint (Mme) | couturière | 35 | OD.3-OG 3 | Myopie fausse. — Choroïdite atrophique. |
| 11 | Voyenne | comptabl. | 40 | OD.1-OG.1 | Scléro-choroïdite postérieure des deux côtés. Corpuscules flottants du corps vitré à droite. |
| 12 | Bonnet | sans prof. | 15 | OD.1-OG L.T. | Scléro-choroïdite postérieure a droite. — Large décollement de la rétine gauche. |
| 13 | Ripert | découpeur sur métaux | 52 | OD.3·OG.14 | Atrophie choroïdienne péripapillaire à droite. — Dégénérescence grise rougeâtre de la moitié interne de la papille gauche. |
| 14 | Dablin (Mlle) | sans prof. | 14 | OD.4-OG.2 | Scléro-choroïdite postérieure des deux côtés. |
| 15 | Belamet (Mlle) | épicière | 16 | OD.2-OG.2 | Atrophie partielle du nerf optique. — Choroïdite atrophique. |
| 16 | Delangle (Mlle) | ouvrière en parapluies | 20 | OD.15-OG.1 | Atrophie complète du nerf optique droit. — Atrophie partielle du nerf optique gauche. — Myopie fausse. |

| N° d'ordre. | NOMS et PRÉNOMS | PROFESSION | AGE | ACUITÉ visuelle | MALADIES |
|---|---|---|---|---|---|
| 17 | **Viart** | sans prof. | 12 1/2 | OD.3 -OG.3 | Scléro - choroïdite postérieure et choroïdite atrophique. |
| 18 | **Maucienne** (Mme) | mde des 4 saisons | 36 | OD.3-OG.6 | Névrite optique. — Dégénérescence grise rougeâtre des papilles. |
| 19 | **Marais** | employé de commerc. | 26 | OD.2-OC.2 | Scléro-choroïdite postérieure des deux côtés Petite hémorrhagie de la rétine à droite. |
| 20 | **Gevrey** | employé de commerc. | 34 | OD.2-OG.2 | Névrite optique. |
| 21 | **Gaillac** (Mme) | employée de commerc. | 28 | OD.1-OG.1 | Dégénérescence grise rougeâtre des papilles optiques. |
| 22 | **Bloc** | imprim. | 70 | OD.1-OG.20 | Amblyopie à gauche. — Scléro-choroïdite des deux côtés. |
| 23 | **Latouche** | employé à la bibliothèque de la Sorbonne | 57 | OD.17-OG.1 | Scléro-choroïdite postérieure des deux côtés. — Opacités cristalliniennes à gauche. — Taches des cornées. |
| 24 | **Alexandre** | employé de banque | 27 | OD.1-OG.1 | Névrite optique. |
| 25 | **Joubert** | ecolier | 12 | OD.1-OG·1 | Choroïdite atrophique. — Myopie à distance. |
| 26 | **Chalançonnet** Mle | domestiq. | 26 | OD.3-OG.1 | Scléro-choroïdite postérieure et choroïdite atrophique. |
| 27 | **Merle** (Mme) | sans prof. | 48 | OD obj usuels OG 1 | Scléro-choroïdite postérieure des deux côtés. — Corpuscules flottants du corps vitré à droite. |
| 28 | **Guillardy** | bijoutier | 36 | OD.4-OG.1 | Hyalite. — Corpuscules flottants du corps vitré. |
| 29 | **Coulou** (Mme) | sans prof. | 52 | OD,1-OG.15 | Scléro-choroïdite postérieure à gauche, avec une large plaque d'atrophie choroïdienne. — Corpuscules flottantsc du corps vitré à droite, avec plaques disséminées d'atrophie choroïdienne. |
| 30 | **Jouannet** (Mme) | surveill. dans une maison de santé | 57 | OD.1-OC.1 | Dégénérescence grise des papilles. — Pigmentation rétinienne. |
| 31 | **Amices** (Mlle) | couturière | 18 | OD.1-OG.4 | Choroïdite atrophique. — Dégénérescence grise des papilles. |
| 32 | **Bleuger** (Mme) | couturière | 62 | OD.3-OG.3 | Mouches volantes des deux côtés. — Hyalite — Corpuscules flottants du corps vitré. |
| 33 | **Bouty** | garçon de magasin | 44 | OD.3-OG.L.T. | Atrophie confirmée du nerf optique gauche. — Atrophie commençante du nerf optique droit. |
| 34 | **Gérard** (Mme) | couturière | 50 | OD.3-OG.3 | Dégénérescence grise des papilles. |

| N° d'ordre | NOMS et PRÉNOMS | PROFESSION | AGE | ACUITÉ visuelle | MALADIE |
|---|---|---|---|---|---|
| 35 | Gudard | cultivateur | 26 | OD.4-OG.1 | Amblyopie congénitale à droite. — Altération de la papille plus avancée du côté sain que du côté malade. |
| 36 | Schmit | coupeur de chaussur. | 50 | OD.10-OG.6 | Dégénérescence grise des papilles. |
| 37 | Lhuillier (M<sup>me</sup>) | cuisinière | 38 | OD.11-OG.10 | Congestion de la moitié externe de la papille droite. |
| 38 | Descourty (M<sup>lle</sup>) | modiste | 24 | OD.1-OG.6 | Scléro-choroïdite postérieure et choroïdite atrophique au premier degré, des deux côtés. — Hyperémie de la conjonctive. |
| 39 | Penean | dessinateur | 36 | OD.1-OG.9 | Atrophie du nerf optique plus avancée à gauche qu'à droite. |
| 40 | Albert | ex-artiste dramatiq. | | OD-OG.9 | Dégénérescence grise des papilles. — Papilles bulleuses. |
| 41 | Devreux (M<sup>lle</sup>) | sans prof. | 16 1/2 | OD.3-OG·5 | Choroïdite atrophique. |
| 42 | Laindy | sculpteur | 39 | OD-OG.1 (de près) | Atrophie partielle du nerf optique gauche. — Dégénérescence grise de la papille optique droite. |
| 43 | Rosier (M<sup>lle</sup>) | brodeuse | 14 | OD-OG 14 | Atrophie des nerfs optiques. |
| 44 | Lemaire (M<sup>me</sup>) | rentière | 45 | OD.15-OG.1 | Scléro-choroïdite postérieure et choroïdite atrophique des deux côtés. |
| 45 | Vichet | sellier | 39 | OD.1-OG.4 | Myopie au troisième degré. — Scléro-choroïdite postérieure des deux côtés. |
| 46 | Chavanne (M<sup>me</sup> v<sup>e</sup>) | sans prof. | 65 | OD.3-OG.7 | Opacités cristalliniennes. — Corpuscules flottants. — Scléro-choroïdite postérieure. |
| 47 | Lardillier (M<sup>me</sup>) | sans prof. | 40 | OD.3-OG.8 | Dacryocystite suppurée. — Dégénérescence grise rougeâtre des papilles. |
| 48 | François | ébéniste | 44 | OD 4-OO.7 | Taches des cornées. — Corpuscules flottants du corps vitré ; scléro-choroïdite postérieure. — Plaques d'atrophie choroïdienne et pigmentation de la rétine. |
| 49 | Puchat (M<sup>me</sup>) | sans prof. | 38 | OD.OG-1 | Scléro-choroïdite postérieure. — Corpuscules flottants du corps vitré à droite. — Cataracte corticale postérieure en voie de formation à gauche. |
| 50 | Carron (M<sup>me</sup>) | charcutière | 31 | OD.OG-3 | Atrophie de la moitié interne des deux papilles. |
| 51 | Haudue | apprenti cliveur de diamants | 17 | OD.OG-1 | Congestion partielle des papilles optiques. |
| 52 | Moncrat | manouvrier | 38 | OD I-OG lum. ténèbre | Choroïdite atrophique à droite. — Décollement de la rétine à gauche. |

| N° d'ordre | NOMS et PRÉNOMS | PROFESSION | AGE | ACUITÉ visuelle | MALADIE |
|---|---|---|---|---|---|
| 53 | **Maës** | garçon marchand de vin. | 20 | OD-OG-1 | Myopie à distance. — Scléro-choroïdite postérieure. |
| 54 | **Blondeau** | teneur de livre | 48 | OD-OG-1 | Scléro-choroïdite postérieure et hypérémie de la conjonctive. |
| 55 | **Boudler** (M^me) | couturiè. | 48 | OD-7.OG-1 | Atrophie partielle des nerfs optiques. |
| 56 | **Chatard** | sans prof. | 37 | OD·OG1- | Névrite optique à gauche. — Névrite optique et exsudat choroïdien péripapillaire à droite. |
| 57 | **Boise** (M^me) | sans prof. | 42 | OD.1-de près OG lum. téu. | Scléro-choroïdite postérieure et corpuscules flottants du corps vitré à droite. — Irido-choroïdite à gauche. |
| 58 | **Mathu** (M^me) | repriseuse de châles | 24 | OD.OG-1 | Asthénopie. — Scléro-choroïdite postérieure au premier degré. |
| 59 | **Louchard** (M^lle) | Lingère | 22 | OD.OG-4 | Atrophie de la moitié interne des papilles plus marquée a gauche. |
| 60 | **Penseyre** | employé d'hôtel | 32 | OD.OG-1 | Choroïdite atrophique. — Myopie fausse. |
| 61 | **Roudier** (M^me) | reperceur | 28 | OD.OG-3 | Névrite optique exsudative. |
| 62 | **Berthauld** (M^me) | piqueuse de bottine | 45 | OD.7-OG.6 | Dégénérescence grise des papilles et presbytie. |
| 63 | **Ronne** | sans prof. | 15 | OD.6-OG5. | Dégénérescence grise des papilles et atrophie choroïdienne péripapillaire. |
| 64 | **Traulee** | employé de télégrap. | 35 | OD.9-OG.1 | Névrite optique. |
| 65 | **Ruffier des Aines** | homme de peine | 32 | OD.OG-3 | Scléro-choroïdite postérieure et myopie. |
| 66 | **Boulanger** (M^me) | fleuriste | 28 | OD.6-OG.1 | Amblyopie à droite. Pas de lésion. — A gauche : phénomène de congestion rétino-choroïdienne. |
| 67 | **Fronteau** (M^me) | couturière | 32 | OD.2-OG.9 | Rétinite pigmentaire. |
| 68 | **Estoncelin** (M^me) | sans prof. | 48 | OD.4-OG.2 | Atrophie commençante des nerfs optiques. — Hypérémie de la conjonctive gauche. |

Mayenne, Imp. et Stér. A. Derenne. — Paris, rue Saint-Séverin, 25.